COME FARE LA DIETA CHETOGENICA SENZA SMETTERE DI MANGIARE

BRUCIARE IL GRASSO CORPOREO IN TRE SETTIMANE IN MODO SANO, LA DIETA PIÙ EFFICACE PER PERDERE PESO

Jessy M. Brown

Indice dei contenuti

Introduzione: Dieta a basso contenuto di carboidrati

Per aiutare con problemi di peso e per migliorare la salute generale, molte persone si rivolgono a dieta. Infatti, le statistiche governative mostrano che, mentre circa il 65% degli americani sono in sovrappeso, il 38% sta facendo qualcosa al riguardo.

E secondo una recente indagine degli Istituti Nazionali della Salute, circa un terzo degli americani in sovrappeso che cercano di perdere peso, mangiando meno carboidrati, soprattutto a causa della maggiore popolarità delle diete di moda come la dieta Atkins e la dieta South Beach.

Anche se certamente ci sono stati altri piani di dieta a basso contenuto di carboidrati o a basso contenuto di zucchero prima, e più probabilità di uscire nei prossimi anni, diamo un'occhiata ai fondamenti dietro molti dei principali piani. E diamo un'occhiata a come si inseriscono nel mondo reale di oggi. Perché, se da un lato sarebbe bello ridurre il contenuto di zucchero del proprio corpo ed essere più sani, non sarebbe bello imparare a farlo facendo parte di questo mondo frenetico?

Nel mondo della messaggistica istantanea, della rapida interazione su Internet e dei già molteplici e frenetici orari giornalieri, del food budgeting dietetico, della pianificazione, della preparazione e dello shopping sono argomenti che possono diventare importanti fonti di stress e motivi di fallimento della dieta. Le famiglie a doppio reddito in movimento e altri lavoratori superlavoratori e dieters spesso soffrono già di più della loro quota di stressori quotidiani, come la paura di essere licenziati, il loro lavoro viene trasferito o terminato, giocando più di un lavoro, persone a carico (sia anziani che minorenni) e cercando di finanziare e destreggiarsi con la formazione continua nella loro vita, il bilancio e la routine quotidiana.

Le persone vogliono e hanno bisogno di soluzioni più semplici. E hanno bisogno di piani dietetici piu' semplici. Dimenticate di spendere grosse somme di denaro in articoli gourmet difficili da trovare. Dimenticate di passare ore a preparare i pasti. E dimenticatevi di contare, misurare e pesare gli ingredienti.

O un livello basso - il piano del carb si inserisce nella vita reale o non lo fa. In primo luogo daremo un'occhiata ad alcuni termini e definizioni di base per aiutare a capire la scienza dietro il livello basso - programmi del carboidrato. Vediamo quanti piani principali dei giocatori sono all'altezza del compito.

Si prega di notare che il contenuto qui non è presentato da un medico, e che tutta la pianificazione alimentare dovrebbe essere fatta sotto la guida del proprio medico. Questo soddisfare presenta soltanto una descrizione del livello basso - ricerca del carboidrato per gli scopi educativi e non sostituisce il consiglio medico di un medico professionista.

Tipi di carboidrati

In poche parole, ci sono due tipi di carboidrati, semplice e complesso. Alcuni si riferiscono a loro come carboidrati buoni e cattivi, carboidrati a digestione rapida e lenta, e altri come eventualmente confondere. Ecco lo scoop.

➢ *Carboidrati semplici*

-

Gli alimenti con carboidrati semplici o raffinati hanno spesso un basso contenuto di nutrienti e un alto indice glicemico. Sono rapidamente digerite e possono far salire alle stelle lo zucchero nel sangue per poi cadere drasticamente in un breve periodo di tempo. Per mantenere il funzionamento dell'organismo più sano e stabile, i consulenti sanitari raccomandano di limitare questi tipi di alimenti.

Esempi di questi semplici carboidrati sono il pane bianco, le patate, le banane, le banane e le delizie zuccherate come biscotti, caramelle, muffin, torte e bevande gassate come i popolari prodotti di cola.

➢ *Carboidrati complessi*
-

Gli alimenti con carboidrati complessi contengono molte sostanze nutritive e hanno un indice glicemico da basso a moderato. Un maggiore contenuto di fibre in questi alimenti significa una digestione più lenta, che è più sana per l'organismo. E questi alimenti sono considerati buone scelte dai consulenti sanitari.

Esempi di questi carboidrati complessi sono i cereali integrali, la maggior parte della frutta e della verdura. Anche i legumi, piante della famiglia dei piselli o dei fagioli, rientrano in questa categoria.

➢ *Qual è il migliore?*

Mentre gli studi come quello dell'Università dell'Arkansas per le scienze mediche nel gennaio 2004 indicano che il livello basso - le diete del carboidrato possono aiutare con perdita del peso; i carboidrati dovrebbero essere del complesso, tipo di indice low-glycemic. È degno di nota anche il fatto che non è necessario evitare completamente i carboidrati semplici. In altre parole, un trattamento occasionale, con moderazione (e approvato dal vostro consulente alimentare o in accordo con il vostro medico), dovrebbe andare bene.

Come nota a margine, i vostri denti saranno anche più sani senza l'accumulo di carie da semplici alimenti a base di carboidrati. Affinché i sorrisi più sani risplendano di corpi più sani.

Altri concetti che dovresti conoscere

Qui sono alcuni altri termini che contribuiscono a spiegare i problemi scientifici e di salute dietro il livello basso - soluzioni dietetiche dietetiche di progettazione del carboidrato. Si prega di notare che queste sono solo definizioni di base e possono essere esplorate nel vostro tempo libero attraverso altre risorse per definire meglio le vostre funzioni nel sistema sanitario del corpo.

CALORIE

Una caloria è una misura di calore. Le calorie si riferiscono anche a una misura della quantità di energia che un corpo riceve dal cibo. In poche parole, più calorie nel cibo, più energia è necessaria

al corpo per utilizzare le sostanze
nutritive.

CARBOIDRATO

Un carboidrato è uno dei tre nutrienti
principali che forniscono energia al corpo.
I carboidrati sono composti da zuccheri
semplici o catene zuccherine collegate.

Esempi di zuccheri semplici (carboidrati
semplici) sono il saccarosio o lo zucchero
da tavola, il fruttosio o lo zucchero di
frutta, il lattosio o lo zucchero di latte.
Catene legate di zucchero o carboidrati
complessi che si trovano nelle piante sono
spesso chiamati amidi.

Esempi di tipi di carboidrati complessi
digeribili sono la farina di frumento o la
fecola di patate. Un esempio non digeribile
è la cellulosa di sedano. I carboidrati

vengono convertiti dall'organismo in zucchero e utilizzati come energia. I carboidrati inutilizzati sono immagazzinati nell'organismo come grassi.

GRASSO

Il grasso è uno dei tre gruppi principali di sostanze nutritive che forniscono energia al corpo. Il grasso è ottenuto da fonti di olio animale o vegetale. Il corpo lo suddivide in grassi più semplici e li brucia o li immagazzina nel corpo.

FRUTTOSIO

Il fruttosio è uno zucchero di origine vegetale, in particolare il mais, utilizzato per dolcificare prodotti alimentari commerciali come bibite e altri cibi preparati. La sua popolarità si è diffusa per la prima volta negli anni '70 ed è spesso indicata come "sciroppo di mais ad alto contenuto di fruttosio".

GLUCOSA

Il glucosio è noto come zucchero nel sangue. Tutti i carboidrati, semplici o complessi, vengono convertiti dall'organismo in zucchero e lo zucchero nel sangue del corpo è così. Il livello di glucosio nel sangue è lo stimolo principale per la secrezione di insulina.

GLUCAGON

Glucagon è un ormone prodotto dal pancreas che stimola le cellule adipose a convertire i loro depositi in glucosio e rilasciarli per l'uso energetico. Il glucagone deve essere rilasciato affinché il corpo rilasci e decomponga il grasso corporeo. Il pancreas non può rilasciare efficacemente sia il glucagone che l'insulina e non rilascia glucagone se i livelli di zucchero nel sangue e di insulina sono elevati.

GLICOGEN

Il glicogeno è la principale forma di stoccaggio dei carboidrati negli animali e si trova principalmente nel fegato e nel tessuto muscolare. Viene facilmente convertito in glucosio secondo le necessità dell'organismo per soddisfare il suo fabbisogno energetico. Chiamato anche amido animale.

INDICE GLICEMICO

L'indice glicemico è una misura di quanto velocemente i singoli alimenti aumenteranno il livello di zucchero nel sangue del vostro corpo.

ISOLAMENTO

L'insulina è uno dei due principali ormoni prodotti dal pancreas e il principale ormone metabolico dell'organismo.

Quando il glucosio nel sangue aumenta, il pancreas rilascia insulina per aiutare a trasferire il glucosio alle cellule per ottenere energia.

L'insulina aiuta anche a convertire il glucosio extra in tessuto adiposo e aiuta a promuovere gli aminoacidi che vengono convertiti in proteine e immagazzinati nei muscoli. Nel fegato, aiuta il glucosio extra ad essere immagazzinato come glicogeno. L'insulina può aumentare i livelli di colesterolo e causare ritenzione di liquidi e sale, e ostacola la demolizione dei grassi immagazzinati. Mancanza di insulina adeguata o mancanza di insulina sufficiente

sensibilità agli effetti dell'insulina sul corpo può portare al diabete.

RESISTENZA ALL'INSULINA

L'insulino-resistenza è una condizione che si raggiunge quando il corpo non risponde ed elabora correttamente l'insulina che rilascia. L'insulino-resistenza causa una sovrapproduzione di insulina nel pancreas. Secondo il Dr. Michael e la Dr. Mary Eades di Protein Power, l'insulino-resistenza causa alta pressione sanguigna, elevati livelli di colesterolo, malattie coronariche (malattie cardiache), obesità, diabete di tipo II, e una serie di altre malattie e disturbi.

CHETONI

Quando il corpo si rompe grasso per energia a causa di una mancanza di glucosio sufficiente a soddisfare il fabbisogno energetico, combinato con l'esaurimento di glicogeno nel fegato, i chetoni sono un tipo di risultato chimico. I chetoni in eccesso causano alito cattivo e compaiono nelle urine durante il strip test.

CETOSI

La chetosi è il processo del corpo di bruciare il grasso immagazzinato per l'energia quando il glucosio non è prontamente disponibile. Meccanismo di sopravvivenza utilizzato in tempi di carestia.

Generalmente si pensa che non sia un buon stato a lungo termine per l'organismo di operare su di esso. Quando la chetosi si verifica in qualcuno che è vittima di carestia, o che non mangia cibo per qualsiasi motivo, può causare gravi malattie ed eventualmente la morte.

PROTEINA

Le proteine sono uno dei tre gruppi principali di sostanze nutritive che forniscono energia al corpo. Le proteine sono costituite da prodotti animali e di soia e da alcuni prodotti vegetali come i

legumi (fagioli, arachidi e piselli).
Convertita in aminoacidi dall'organismo
durante la digestione e immagazzinata
nelle cellule muscolari come proteine.

SUCROSE

Un altro nome per il saccarosio è lo
zucchero da tavola, derivato da piante di
canna da zucchero.

STELLA

L'amido è un tipo di zucchero presente
nelle patate, nel riso bianco, nel pane, nei
bagel e in altri alimenti.

TRANS GRANDE

Il grasso trans è un tipo di grasso
lavorato che non si trova in natura
(chiamato anche grasso/olio idrogenato o
parzialmente idrogenato). Viene utilizzato

in prodotti da forno come ciambelle, pane, cracker, patatine, biscotti e molti altri prodotti alimentari trasformati come margarina e condimenti per insalate.

Un po' di storia: l'inizio della dieta "a basso contenuto di carboidrati".

Basso - la terminologia del carboidrato" non è stata coniata realmente fino a intorno al 1992 quando l'USDA ha annunciato che la piramide dell'alimento di modello degli Stati Uniti ha incluso sei - undici porzioni quotidiane dei grani e degli amidi. Tuttavia, il livello basso - le diete del carboidrato datano indietro più di 100 anni prima della dieta del fad del Atkins, a 1864, con un opuscolo intitolato lettera su Corpulence scritta da William Banting, il più vicino possibile al primo livello basso commerciale - dieta del carboidrato disponibile.

Banting aveva sofferto una serie di problemi di salute debilitanti principalmente a causa del suo

sovrappeso o "corpulenza". Ha cercato
invano le cure per il suo problema di peso,
che molti medici dell'epoca credevano
fosse un necessario effetto collaterale
della vecchiaia. Ha anche cercato di
mangiare meno, ma ha continuato ad
ingrassare e ad avere diversi problemi di
salute. Non riusciva a capire come le
piccole quantità di cibo che mangiava
portavano al suo problema di peso:

"Pochi uomini hanno condotto una vita
più attiva - corporeo o mentale - di
un'ansia costituzionale di regolarità,
precisione e ordine, per cinquant'anni
della mia carriera imprenditoriale, da cui
mi ero ritirato, cosicché la mia corpulenza
e la conseguente obesità non erano
dovute alla negligenza della necessaria
attività fisica, né mangiando, bevendo o
con eccessiva compiacenza di qualsiasi
tipo, salvo che ho preso i semplici cibi di
pane, latte, burro, birra, zucchero e
patate con più libertà di quanto la mia età

mi richiedesse.....

Molti americani contemporanei in movimento possono riconoscere la dieta quotidiana malsana di Banting:

"La mia vecchia tavola dietetica era pane e latte a colazione, o una pinta di tè con molto latte, zucchero e pane tostato con burro; carne, birra, molto pane (a cui ero sempre molto affezionato) e dolci per cena, pranzo a base di tè simile a colazione, e di solito una torta di frutta o pane e latte per cena. "Ho avuto poco conforto e un sonno molto meno profondo."

Basta sostituire una torta, ciambella o muffin con caffè e un sacco di panna e zucchero per la prima colazione, un fast food hamburger e patatine fritte con una grande soda per il pranzo e una torta o pizza surgelata per la cena seguita da dessert e vedrete come la dieta di Banting era così simile a quella degli americani di oggi frenetici.

Quando il suo medico ha inserito questi oggetti in una "Lista degli alimenti proibiti", Banting ha perso 50 libbre e 13 pollici in un anno. E' rimasto lontano, vivendo una vita lunga e molto più sana.

Il suo nuovo piano dietetico consisteva in una serie di piatti di carne e lo elencava come segue:

"Per la colazione, alle 9:00 del mattino, prendo da cinque a sei once di agnello, reni, pesce arrosto, pancetta o salumi di ogni tipo, eccetto maiale o manzo; una grande tazza di tè o caffè (senza latte o zucchero), un piccolo biscotto, o un'oncia di pane secco tostato; facendo insieme sei once di solido, nove once di liquido.

Per la cena, alle ore 14:00, cinque o sei once o sei di qualsiasi pesce ad eccezione del salmone, aringhe, o anguille, qualsiasi carne, ad eccezione della carne suina o di vitello, qualsiasi verdura, ad eccezione di patate, pastinaca, barbabietola, rapa o carota, un'oncia di pane secco tostato, frutto di un budino che non edulcorante nessun tipo di pollame o di selvaggina, e due o tre bicchieri di buon claret, sherry o Madeira, o champagne, porto e birra proibiti; la produzione combinata da dieci a dodici once solide e dieci once fluide.

Per il tè, alle 18:00, due o tre once o tre once di frutta cotta, uno o due biscotti e una tazza di tè senza latte o zucchero; fare due o quattro once solide, nove fluide.

Per cena, alle 21:00. Tre o quattro once di carne o pesce, simili a cena, con un bicchiere o due di claret o sherry e acqua;

si fanno quattro once solide e sette liquide.

Per il bicchiere, se necessario, un bicchiere di grog (gin, whisky o brandy, senza zucchero), oppure uno o due bicchieri di claret o sherry".

I cambiamenti nel suo aspetto e nella sua salute furono così grandi che i suoi amici e conoscenti cominciarono a notare e proprio come oggi volevano sapere quale dieta stava seguendo. La cosa più importante di tutte è che Banting potrebbe sentire e vedere la differenza per se stesso.

"Tutti quelli che mi conoscono mi dicono che il mio aspetto personale è migliorato molto e che mi sembra di portare il sigillo di una buona salute; questo può essere una questione di opinione o un commento amichevole, ma posso onestamente dire che mi sento ripristinato alla salute, "corporeo e mentale", che mi sembra di avere più forza muscolare e vigore, che mangio e bevo con un buon appetito, e che dormo bene. Tutti i sintomi di bruciore di stomaco, indigestione e bruciore di stomaco (con cui sono stato spesso tormentato) sono scomparsi. Ho smesso di usare i ganci di avviamento, e altri ausili come questi, che erano indispensabili ma che ora sono in grado di piegarsi facilmente e liberamente, non sono necessari. Ho perso la sensazione di svenimenti occasionali, e quello che penso sia una benedizione e una notevole consolazione, è che sono riuscito a lasciare le ginocchiere, che avevo necessariamente usato per molti anni, e che ho abbandonato il bendaggio ombelicale.

Il suo libro sulla dieta è diventato molto popolare ed è stato tradotto in diverse lingue. Tuttavia, alla fine è stato abbandonato.

Banting ha sottolineato nella Carta sulla Corpulenza che un comune paradosso della salute del nostro tempo non esisteva nella sua. Questo era il paradosso dell'obesità, ampiamente considerata un problema di eccesso, tra i poveri. I poveri del XIX secolo non potevano permettersi gli alimenti zuccherati raffinati che causano l'aumento di peso. Ma i poveri del XXI secolo possono farlo oggi.

In un recente articolo dell'Associated Press intitolato "Health Paradox: Obesity Attacks the Poor", il reporter ha notato che molte famiglie povere stanno aumentando i loro bilanci alimentari acquistando alimenti trasformati e raffinati non sani. Da una famiglia che ha scritto Barbassa,

"Durante l'inverno i lavori scarseggiano, così Caballero nutre il marito e i tre figli con il cibo più economico che può avere: patate, pane, tortillas.... Como viene lavorato.

gli alimenti ricchi di zuccheri e grassi sono diventati più economici di frutta e verdura, in particolare i poveri pagano un prezzo elevato con tassi di obesità in aumento, seguiti dal diabete.

Purtroppo per la famiglia Caballero, questi prodotti di base a buon mercato fanno male alla salute. La carne fresca, la frutta e la verdura a basso contenuto di amido possono essere più costose e avere una durata di conservazione più breve, ma valgono sicuramente il prezzo delle spese mediche risparmiate e di una migliore salute.

Nel corso degli anni, con l'affermarsi delle "calorie", le variazioni nel conteggio delle calorie sono state incluse nelle soluzioni alimentari. E sono stati esplorati diversi altri argomenti, come il numero di alimenti da consumare e la frequenza di consumo.

Mentre la dieta di Banting infine è caduto in disuso, basso - le diete del carboidrato hanno cominciato a riapparire nel ventesimo secolo. Le più famose sono le diete Atkins e Scarsdale, divenute popolari negli anni Settanta. Mentre Scarsdale ha un programma del pasto di 14 giorni che deve essere seguito e limita severamente le calorie, la dieta del Atkins ha permesso l'assunzione illimitata di calorie finchè quelle calorie vengono da proteina, grasso e verdure e l'assunzione del carboidrato è stata mantenuta bassa.

Atkins e Scarsdale cadde in disaccordo

negli anni '80 quando il Dipartimento dell'Agricoltura degli Stati Uniti incoraggiò il consumo di cereali e prodotti a base di cereali con la piramide alimentare dell'USDA.

Era soltanto negli anni 90 che abbiamo cominciato a vedere un ritorno al basso - le diete del carboidrato che sembrano essere più di una moda. È uno stile di vita! Mentre sempre più gente realizza la perdita del peso ed altri benefici per la salute che sono disponibili alla gente che mangia il livello basso - carboidrati, il numero di diete e depositi che vendono il livello basso speciale - prodotti del carboidrato continua ad aumentare.

In breve, la maggior parte del livello basso - le diete del carboidrato hanno gli stessi locali di base: quell'eccedenza dei carboidrati semplici e raffinati conduce alla sovrapproduzione di insulina, conducente all'immagazzinaggio di troppo grasso nel corpo. Questo deposito di grasso è particolarmente prominente intorno al centro.

Anche se ci sono gradi di differenza tra le molte diete, tutti concordano sugli effetti negativi che l'eccesso di produzione di insulina ha sui nostri sistemi.

Insulina, qual è la sua funzione?

Ci sono tre unità di base che il corpo usa per l'energia:

> Grasso
> Proteine
> Carboidrati

Tutti e tre possono essere convertiti in glucosio nel sangue. Tuttavia, mentre i grassi e le proteine vengono convertiti lentamente, i carboidrati vengono convertiti rapidamente causando rapidi picchi nei livelli di zucchero nel sangue nel corpo. Questi picchi nei livelli di zucchero nel sangue fanno sì che il pancreas crei e rilasci insulina fino a quando il livello di zucchero nel sangue ritorna alla normalità.

Nel frattempo, l'insulina, un ormone prodotto nel pancreas che riduce i livelli di glucosio nel nostro sangue, viene rilasciata nel sangue non appena il corpo rileva che i livelli di zucchero nel sangue sono saliti al di sopra del loro livello ottimale.

L'insulina è un ormone molto efficiente che gestisce i sistemi di stoccaggio del carburante del corpo. Se c'è zucchero o grasso in eccesso nell'insulina nel sangue, dirà al corpo di immagazzinarlo nelle cellule di grasso del corpo. L'insulina dice anche a queste cellule di non rilasciare il loro grasso immagazzinato, rendendo quel grasso non disponibile per il corpo per l'uso per l'energia.

Poiché questo grasso immagazzinato non può essere rilasciato per l'uso come energia, l'insulina previene efficacemente la perdita di peso. Più alti sono i livelli di

insulina del corpo, più efficacemente
impedirà alle cellule di grasso di rilasciare
i loro negozi, e più difficile sarà perdere
peso. Secondo molte autorità, a lungo
termine, livelli elevati di insulina possono
portare all'insulino-resistenza e causare
gravi problemi di salute come quelli
elencati di seguito:

1. Aumento dei livelli di insulina e
della resistenza all'insulina

2. Diminuzione del metabolismo
che porta all'aumento di peso

3. Aumento del tessuto adiposo e
riduzione del tessuto muscolare

4. Invecchiamento accelerato

5. Aumento delle allergie e
intolleranze alimentari

6. Sistema immunitario
sovraccaricato

7. Aumento del rischio di malattie
cardiache, obesità, diabete e cancro

I carboidrati, soprattutto i carboidrati semplici come lo zucchero e l'amido, diventano rapidamente saccarosio attraverso il corpo ed entrano nel flusso sanguigno più velocemente, causando il rilascio di grandi quantità di insulina. Meno carboidrati mangiate, meno insulina produce il vostro corpo e meno calorie immagazzinate come grasso. Meno grassi immagazzinati significa meno aumento di peso e meno carboidrati consumati significa meno insulina nel sangue e nel corpo che utilizza le sue riserve di grasso come combustibile.

I locali dietro ogni livello basso - il programma di dieta del carb è che un corpo che produce meno insulina brucia più grasso di un corpo che produce molta insulina. Alcuni piani incoraggiano un periodo estremamente basso di assunzione di carboidrati in modo che il corpo entra in uno stato di chetosi e brucia i depositi di grasso più rapidamente.

Questi sono solitamente chiamati periodi di induzione. La durata del controllo estremo dei carboidrati va dai sette giorni al tempo necessario per raggiungere il peso ideale. Dopo questo periodo di estremamente - dieta del carboidrato, i livelli di manutenzione di presa del carboidrato sono seguiti per impedire l'aumento di peso. La quantità di carboidrati che puoi mangiare in sicurezza dipende dal tuo unico sistema corporeo. E probabilmente dovrai sperimentare per capire quale sia il livello di assunzione di carboidrati più adatto a te.

Non importa quale sia il vostro apporto di carboidrati, sarà inferiore al normale ed eliminerà comunque la farina bianca e i prodotti a base di fiori bianchi e alcuni altri alimenti zuccherati e amidacei. Ecco perché questi programmi di dieta sono conosciuti come basso - stili di vita del carboidrato.

Basso - il successo del carboidrato richiede che siate disposti a smettere di consumare i carboidrati semplici a lungo termine.

Ora, qui è una lista del livello basso più popolare - programmi e libri di dieta del carb e un sommario dei loro requisiti.

14 diete più popolari ed efficaci: Dieta Atkins Diet

Forse il più ampiamente conosciuto di tutti i livelli bassi - le diete del carboidrato è la dieta del Atkins. Creato dal Dott. Robert Atkins negli anni 70, la dieta del Atkins è considerata da alcuno come il livello basso più estremo - programma di dieta del carboidrato.

Atkins credeva che quasi tutta l'obesità è causata dalla produzione di insulina iperattiva e non dall'eccesso di cibo. Egli credeva che l'eccesso di cibo potrebbe essere causato dalla dipendenza da carboidrati e che la maggior parte delle persone in sovrappeso mangiava effettivamente meno delle loro controparti sottili. Tuttavia, essi bramano e mangiano carboidrati, il che aumenta i loro livelli di insulina e sopprime la combustione dei grassi.

Atkins è un fautore della combustione grassa ketogenic, che è realizzata mangiando meno di 40 grammi di carboidrati ogni giorno. Consiglia ai suoi seguaci di acquistare le strisce reattive in modo che possano misurare la quantità di chetoni nelle loro urine ogni giorno e confermare che sono in uno stato costante di chetosi. Si raccomanda inoltre l'uso di integratori alimentari per aiutare a bilanciare l'alimentazione e i sistemi dell'organismo.

La dieta Atkins è divisa in quattro fasi: la dieta di induzione, la dieta continua perdita di peso, la dieta pre-manutenzione, e, infine, la dieta di mantenimento per tutta la vita.

La dieta a induzione è molto rigorosa in termini di eliminazione dei carboidrati (20 grammi o meno al giorno), ma generosa in termini di quantità di grassi e proteine. Va notato che le verdure a basso contenuto di amido sono la fonte raccomandata di carboidrati. Questa fase della dieta dura 14 giorni ed è seguita dalla dieta a perdita continua di peso (OWL).

La fase OWL consente la reintroduzione di alcuni buoni carboidrati, ma i livelli rimangono al di sotto dei 40 grammi al giorno. I dieters rimangono su OWL fino a raggiungere il loro peso ideale. Una volta raggiunto il peso ideale, i dieters passano alla dieta pre-manutenzione, dove sperimentano la reintroduzione di alcuni buoni carboidrati fino a scoprire il loro livello di tolleranza ai carboidrati (il numero totale di grammi di carboidrati che possono consumare in un giorno e non aumentare di peso).

Quando i dieters capiscono la quantità di carboidrati che possono consumare e mantenere il loro peso ideale, entrano nel programma di manutenzione a vita. Qui continueranno ad evitare zuccheri, alimenti lavorati, farina bianca, farina bianca, oli e grassi idrogenati.

La dieta del Atkins offre un certo numero di alimenti approvati e ci sono negozi Atkins in molte aree che vendono prodotti compatibili con la dieta.

> ### *La dieta dei carboidrati tossicodipendenti*

Rachael e Richard Heller hanno introdotto il termine "dipendente dai carboidrati" nel loro libro del 1993 The Carbohydrates Addict's Diet.

L'idea è che alcune persone sono dipendenti dai carboidrati proprio come gli alcolisti sono dipendenti dall'alcol e i tossicodipendenti sono dipendenti dalle droghe. Questa dipendenza causa forti voglie, insulino-resistenza e aumento di peso.

Dr. Rachael Heller ha sviluppato la dieta per eliminare la propria obesità e aveva mantenuto la sua perdita di peso drammatica per oltre venti anni, quando è stato scritto il primo libro. Heller ritiene che lo squilibrio insulinico causato dai carboidrati induca il corpo a desiderare più cibo e interferisca con il rilascio di serotonina, il che indicherebbe che il corpo è pieno. Questo porta all'eccesso di cibo e all'aumento di peso.

Heller raccomanda che il dipendente dai

carboidrati limiti la sua assunzione di carboidrati ad un "pasto premio," mangiare tre volte al giorno ed evitare spuntini fino a quando la persona è fuori dalla fase di perdita di peso della dieta.

Oltre al piano dietetico, Heller copre anche i trigger psicologici che possono causare l'abbuffata di carboidrati sui carboidrati e l'aumento di peso. I Dieters sono incoraggiati a identificare i trigger emotivi personali e come evitare questi trigger per aiutare a perdere peso.

Una delle teorie più importanti di questa dieta è che il sovrappeso non è colpa della persona obesa. E perche'? Perché la biologia della persona e il potere di dipendenza dei carboidrati sta lavorando contro di loro.

Come tutto il livello basso - i programmi

del carboidrato, Heller suggerisce di evitare gli alimenti trasformati e molti tipi di zucchero. Tuttavia, essi affermano anche che alcuni carboidrati amidacei dovrebbero essere consumati con pasti premio se lo si desidera, in modo che il dieter ha maggiori probabilità di seguire la dieta a lungo termine.

Heller crede che la dipendenza da carboidrati sia trattata a lungo termine con una buona nutrizione e una dieta adeguata, ma non è mai curata e i tossicodipendenti di carboidrati dovrebbero essere vigili per prevenire il futuro aumento di peso e la abbuffata di carboidrati mangiando.

➢ *La dieta di Hampton*

Fred Pescatore, ex direttore medico associato dell'Atkins Institute, ha sviluppato la dieta di Hampton. Questa dieta è una miscela di concetti di dieta a basso contenuto di carboidrati e i concetti più sani della dieta mediterranea. Incoraggia il consumo liberale di grassi monoinsaturi per aiutare a perdere peso e prevenire malattie come il cancro, malattie cardiache e diabete. Tutto questo è riportato in The Hampton's Diet, pubblicato nel maggio 2004.

Il suo libro include un programma di trenta giorni di pasto, ricette gastronomiche e informazioni sull'olio di noci macadamia australiano, che incoraggia i dieters ad usare abbondantemente. Egli suggerisce l'uso di uno speciale olio di oliva vergine spremuto a freddo se non potete permettervi l'olio di noci di macadamia che considera il migliore per la vostra salute.

Ci sono un gran numero di ricette, ma la

maggior parte di esse utilizzano ingredienti costosi e sono abbastanza gourmet. Chef e ristoratori di fama mondiale hanno contribuito con molte delle ricette del libro al loro stesso livello basso di successo - creazioni di carb di cui godono i clienti di tutto il mondo.

A causa dell'affiliazione del Dr. Pescatore con il Dr. Atkins, la sua dieta è fortemente influenzata dalla dieta Atkins. I principali punti di differenza sembrano essere una maggiore enfasi su frutta e verdura, l'uso di grassi più sani come l'olio di noci di macadamia e il suggerimento che tutta la pelle e il grasso siano rimossi dalla carne prima della cottura.

Questo piano ha molte delle stesse caratteristiche di Atkins, ma con gustose ricette e piani pasto di 30 giorni e più di 100 ricette.

> ### *La dieta dell'indice glicemico*

Scritto da Rick Gallop, ex presidente della The Heart and Stroke Foundation of Ontario, The Glycemic Index (GI) Diet afferma: "Se si può capire un semaforo, si capisce questa dieta.

Il galoppo divide gli alimenti in tre gruppi in base al loro indice glicemico, ovvero, quanto velocemente causano un aumento dei livelli di zucchero nel sangue. Separare gli alimenti in verde chiaro, giallo chiaro e rosso chiaro. Il glucosio è fissato ad un livello GI di 100 e tutti gli altri alimenti sono confrontati con esso. Gli alimenti a luce rossa dovrebbero essere evitati, gli alimenti a luce gialla sono evitati durante la fase iniziale di perdita di peso e consumati occasionalmente durante la fase di mantenimento in corso e gli alimenti a luce verde dovrebbero sempre costituire la base della vostra dieta.

Non c'è bisogno di comprare cibi speciali. Basta scoprire dove i vostri cibi preferiti si inseriscono nel piano, mangiare verde, provare un po 'giallo, ed evitare il rosso. E' cosi'. Galopar dice che i dieters dovrebbe aspettarsi di perdere uno o due libbre alla settimana e non hanno bisogno di iniziare una dieta shock. Mentre questo è un livello basso - dieta del carboidrato, non è alto in proteina come la maggior parte delle altre diete e incoraggia i dieters per ridurre i grassi così come i carboidrati. Incoraggia inoltre l'esercizio fisico per 30 minuti al giorno e il consumo di tre pasti equilibrati che includono carboidrati, proteine e grassi.

Secondo Gallop, i seguaci della dieta GI

dovrebbero considerarla un cambiamento di stile di vita a cui aderiranno per il resto della loro vita, non una dieta. Ma non è facile. Per esempio, consideri questa lista di "cibi a luci rosse" e scriva tutti i "buoni cibi":

- Fagioli cotti con carne di maiale Fagioli fritti Bevande alcoliche Bevande analcoliche Regolari Bevande analcoliche Bagels
- Croissant Baguettes Cake Cookies Cornbread Cookies
- Inglese panini Hamburger panini Hamburger panini Hot dog panini Kaiser rotoli Pancakes Pancakes Waffles
- Pizza
- Riempimento regolare del bar Granola Bar
- Tortillas Pane bianco Miglio di pane bianco

-    Riso bianco Riso istantaneo Torte di riso Cereali freddi

-    Crema Granola di grano tenero

-    Semola di mais Muesli

-    Instant Avena Crostini Ketchup Maionese Maionese Salsa tartara Formaggio Formaggio Latte Latte Cioccolato Cottage Crema di ricotta al cioccolato

-    Formaggi di panna Gelato Latte intero/2% Panna acida Yogurt

-    Burro Olio di cocco

-    Burro di margarina dura

-    Olio di palma Burro di arachidi

-    Condimento regolare per insalata Oli tropicali

-    Burro vegetale Cantalupo di burro vegetale

-    Le date

-    Melone melone melone miele Prugne

-    Anguria con uvetta

-    Frutta in scatola sciroppata Tutta la frutta secca Composta di mele da zucchero Tutte le bevande a base di frutta

- Succo di prugna Sorbetto Bologna Bratwurst Uova regolari

- Hamburger di manzo macinato con il 20% di grasso

- Hotdog Pastrami Carne lavorata Pastrami Pancetta regolare

- Salsiccia da salsiccia Panini di sushi

- Tutti gli Gnocchi al cuscuscous in scatola

- Maccheroni con formaggio e tagliatelle

- Pasta ripiena di carne o formaggio Sughi Alfredo

- Salse con gelatina di zucchero

- Patatine fritte Patatine fritte Candy Patatine fritte

➤ *NeanderThin*

Ray Audette, l'autore di NeanderThin

promuove la sua dieta come un modo per "mangiare come un uomo delle caverne per un corpo sottile, forte e sano. Alla tenera età di 33 anni, Audette soffre di artrite reumatoide e diabete. Dopo aver appreso dai medici che la sua condizione era curabile ma non curabile, Audette decise di intraprendere una ricerca nutrizionale per trovare una cura migliore.

Le sue ricerche lo portarono ad adottare una dieta "paleolitica" di cacciatori-raccoglitori, come quella che i nostri antenati umani mangiavano prima di stabilirsi nelle società agrarie. Nel giro di una settimana, i suoi livelli di zucchero nel sangue erano normali e dopo un mese aveva perso 25 libbre, il suo dolore artritico è stato alleviato e ha notato un miglioramento del tono muscolare.

Secondo Audette, i nostri antenati del Paleolitico erano molto più sani e vivevano più a lungo dei nostri antenati agrari neolitici. Egli sostiene che l'uomo neolitico era più corto, aveva una salute dentale più scadente ed era più incline all'obesità rispetto all'uomo del Paleolitico. Le donne hanno anche iniziato a fare le mestruazioni prima e ad avere più figli insieme, portando ad un aumento della popolazione che ha ulteriormente incoraggiato gli stili di vita agraria.

Suggerisce che l'uomo moderno dovrebbe diventare un moderno cacciatore-raccoglitore eliminando gli alimenti che necessitano dell'intervento umano per essere commestibili. Questi alimenti includono latte, cereali, fagioli, patate, alcool e zucchero. I cereali comprendono tutto il grano, il mais, il riso, l'avena, l'orzo e la segale. Sottoscrive anche la teoria secondo la quale questi carboidrati producono voglie e avverte che se consumati causeranno possibili abbuffate.

La regola generale di Audette è che se una frutta o una verdura non lavorata cruda e commestibile, allora è sicuro con la dieta NeanderThin. Spiegare che molte verdure, come le patate, sono effettivamente velenose se non adeguatamente conservate e trattate con fungicidi. Inoltre, incoraggia il consumo di frutta quando è in stagione e limita l'assunzione di frutta invernale per aiutare il corpo a bruciare i grassi immagazzinati.

Dà i Dieci Comandamenti. Sono condensati:

Mangiare: carne e pesce, frutta, verdura, frutta e semi, bacche Non mangiare: cereali, fagioli, patate, latte e zucchero.

➤ *Il potere delle proteine*

I dottori Michael e Mary Eades, co-autori di The Protein Power LifePlan, hanno opinioni simili a quelle di Audette e credono anche che i problemi di salute moderni siano causati dalla nostra dieta moderna che è pesante su cereali e cibi lavorati (Nota che il dottor Michael Eades ha persino scritto l'introduzione a NeanderThin di Audette).

Gli Eades offrono una piramide alimentare che è la piramide USDA a testa in giù, quindi le proteine formano la base, le verdure e la frutta formano il centro, e i grani interi formano la punta della piramide.

Oltre a basare la loro dieta su un alto contenuto proteico e un basso apporto di cereali, Eades incoraggia anche l'esercizio fisico regolare e modifica l'abbronzatura regolare senza protezione solare per aiutare il corpo a produrre le vitamine necessarie e regolare i sistemi corporei. Si consiglia inoltre di assumere quotidianamente un integratore multivitaminico e minerale completo.

I dosatori dovrebbero identificare il loro fabbisogno proteico minimo per pasto in base all'altezza, al peso e al sesso. Ogni pasto dovrebbe includere almeno la quantità di proteine e proteine che dovrebbero essere consumate ad ogni pasto. I dieters dovrebbero eliminare i grassi cattivi, che includono l'olio di mais, gli oli da cucina vegetali, la margarina, gli accorciamenti vegetali e tutti gli oli parzialmente idrogenati.

La dieta può essere seguita in fasi che permettono una rapida transizione verso un basso contenuto di carboidrati e una perdita di peso accelerata. La prima fase si chiama Intervento e l'assunzione di carboidrati è limitata a 7-10 grammi per pasto. La seconda fase si chiama livello di transizione e deve essere completata nell'arco di diversi mesi. A questo livello sono consentiti fino a 15 grammi netti di carboidrati per pasto. Nella fase finale di mantenimento, fino a 30 grammi di carboidrati possono essere consumati ad ogni pasto. In più, offrono le scelte dell'alimento ed i programmi per 3 tipi di basso - diete del carboidrato: Puristi, edonisti e dilettanti.

I puristi cercano di replicare uno stile paleolitico del mangiare nel mondo moderno e si affideranno pesantemente alle proteine animali ed eviteranno tutti i prodotti lattiero-caseari, alcool, caffeina, legumi, zuccheri (tranne il miele), alimenti trasformati, cereali e prodotti che li contengono. Inoltre, mangeranno frutta e verdura fresca e biologica e prodotti a base di carne naturale o di selvaggina.

Agli edonisti è consentita la massima libertà d'azione nella dieta. Hanno semplicemente bisogno di consumare abbastanza proteine, mantenere i carboidrati entro i limiti fissati per ogni pasto, consumare molta acqua e grassi buoni, e prendere integratori di potassio e magnesio.

I Dilettanti camminano a metà strada tra questi due estremi. Continuano ad evitare il frumento, il mais, il miglio, il miglio, la segale e i prodotti ottenuti dalle loro farine. Tuttavia, sono ammessi carboidrati all'interno delle linee guida quotidiane, alcuni zuccheri naturali e prodotti lattiero-caseari biologici.

➢ ***Principio di Schwarzbein***
-

La dottoressa Diana Schwarzbein è

l'endocrinologa delle stelle. Il medico scelto da Suzanne Somers, Larry Hagman e molti altri, Schwarzbein incoraggia test approfonditi per gli squilibri ormonali e quindi suggerisce diversi programmi di dieta e di esercizio fisico e di sostituzione ormonale selettiva per trattare qualsiasi carenza.

I principi della dieta della Dott.ssa Schwarzbein sono enunciati nel Principio di Schwarzbein, il suo piano in 5 passi per una salute ottimale.

Il primo passo del programma è l'alimentazione sana e ci sono dieci regole di base:

1. Non saltare mai più un pasto

2. Mangiare cibo vero, non lavorato

3. Mangiare pasti equilibrati

4. Scegliere una proteina come nutriente principale nel vostro pasto

5. Aggiungere dei grassi sani

6. Aggiungere carboidrati reali

7. Aggiungere verdure senza amido

8. Mangiare snack

9. Mangiare cibi solidi

10. Bere abbastanza acqua

Il secondo passo del programma è la gestione dello stress:

1. Fare dei tempi di inattività una pratica quotidiana

2. Metti la tua vita in prospettiva

3. Rimanere in cima ai segni di stress

4. Dormire a sufficienza

In terzo luogo, evitare tutte le sostanze chimiche tossiche, tra cui:

1. Nicotina

2. Alcool

3. Zucchero raffinato

4. Dolcificanti artificiali

5. Droghe illegali

6. Glutammato monosodico, additivi e conservanti

7. Grassi falsi e ingrassatori

8. Caffeina

9. Alcuni farmaci soggetti a prescrizione medica

In quarto luogo, praticare esercizi cardiovascolari, di resistenza e di flessibilità/rilassamento.

E, infine, il quinto passo verso una salute ottimale è quello di prendere la terapia ormonale sostitutiva, se necessario.

> ***Somerizzazione***
-

Suzanne Somers ha introdotto per la prima volta "Somersizing" a Suzanne Somers Eat Great, Lose Weight nel 1992. La somerizzazione è un modo di mangiare in cui si taglia zucchero e "cibi funky" e si mangiano molti grassi, proteine e buoni carboidrati come frutta e verdura. Gli alimenti devono essere combinati in certi modi affinché il corpo li digerisca facilmente. Le persone che fanno Somersize dieta in due fasi, la prima (livello uno) per perdere peso e indurre la "fusione" di grasso e la seconda (livello due) per il mantenimento continuo del loro peso ideale.

Somers separa gli alimenti in quattro gruppi alimentari di dimensioni Somersizing: Proteine / Grassi, Verdure, Carboidrati e Frutta. Suggerisce di mangiare la frutta a stomaco vuoto. Le protee/grassi includono carne, piatto, uova, oli naturali, burro, panna e formaggio. Gli ortaggi includono verdure fresche a basso contenuto di amido. Carbos comprende pane integrale, pasta e cereali e prodotti lattiero-caseari senza grassi.

Elenco "Sette semplici passi verso il Somersizing:

1. Eliminare tutto il cibo funky.

2. Frutta orientale da sola, a stomaco vuoto: 20 minuti prima di un pasto Carbos, 1 ora prima di un pasto Pro/Fats e almeno 2 ore prima dell'ultimo pasto della

giornata.

3. Mangiare Pro/Fat con verdure.

4. Mangiare carboidrati con le verdure.

5. Tenere Pro/Fats e Carbos separati.

6. Attendere 3 ore tra un pasto e l'altro se si passa da Pro/Fats a Carbos o viceversa.

7. Mangiare almeno 3 pasti al giorno e non saltarne nessuno. Funky Foods include:

Zucchero bianco Zucchero di canna Zucchero greggio Sciroppo di mais Sciroppo di mais Saccarosio Melassa di miele Sciroppo d'acero Sciroppo di barbabietola Carote di barbabietola

- Zucca nutrita con ghiande
Banane Zucca Zucca Mais di zucca
- Patate Parsnips Squash

- Patate dolci Farina bianca Farina bianca Riso bianco
- Ignami
- Zucca Hubbard Avocado Avocado Noce di cocco
- Fegato
- Latte magro Latte intero Noci del latte
- Olive Birra di soia
- Caffeina Tè Caffeina Caffeina Cacao Soda
- Il caffè
- Vino alcolico duro

Tutti gli alimenti della lista Funky Foods dovrebbero essere evitati durante la prima fase della dieta (livello uno), ma alcuni possono essere reintrodotti con moderazione durante la fase di mantenimento (livello due). Somers vende il proprio marchio di dolcificante artificiale chiamato "SomerSweet". Tutti i suoi libri includono ricette per pasti, spuntini e dolci.

> ***Dieta della spiaggia del sud***
-

Sviluppata dal Dr. Arthur Agatston, la South Beach Diet si propone come un modo per insegnare ai dieters a mangiare i giusti carboidrati e grassi. La dieta si articola in tre fasi. Nella prima dieta bandire le voglie di carboidrati cattivi e indurre una rapida perdita di peso. Nella seconda fase, alcuni tipi di carboidrati vengono reintrodotti e la perdita di peso è più lenta. La fase finale è la fase "Dieta per la vita". Questa è la dieta di mantenimento e sarà seguita per il resto della vita della persona che fa la dieta. Se in qualsiasi momento il dieter inizia ad aumentare di peso indesiderato, allora passa semplicemente attraverso le fasi di induzione e di pre-manutenzione.

La prima fase enfatizza le proteine da fonti di carne di alta qualità con molte verdure fresche e insalate con vero condimento all'olio d'oliva. Pane, riso, pasta, pasta, patate, prodotti da forno, latte e formaggio di soia, yogurt, barbabietole, carote, mais e tutta la frutta sono vietati nella fase di induzione di 14 giorni. Sono compresi tutti i dolci, le torte, i gelati, lo zucchero e le carni stagionate con zucchero o melassa.

La dieta incoraggia tre pasti al giorno con uno spuntino di metà mattina e uno spuntino di metà pomeriggio.

C'è anche un piano giornaliero per i pasti. Questo piano prevede un rigoroso controllo delle porzioni nella fase di induzione. Un esempio di spuntino quotidiano è costituito da 20 arachidi. E 30 pistacchi è un'altra opzione per i panini.

Diverso del Atkins, l'assunzione illimitata della proteina non è suggerita o permessa in questa dieta. Tuttavia, durante le fasi successive della dieta, alcuni dei severi controlli delle porzioni terminano e i dieters possono mangiare fino a quando non sono saziati.

Alcuni degli alimenti vietati possono essere reintrodotti lentamente, a volte in forma modificata nella seconda fase della dieta. La seconda fase dura fino al raggiungimento del peso nominale del dieter. Tuttavia, i prodotti a base di farina bianca, le patate, il mais, le carote, le barbabietole e i frutti dolci come le banane e gli ananas sono ancora vietati.

Dopo che i dieters raggiungono il loro peso ideale, passano alla loro dieta di tutta la vita o alla dieta di mantenimento.

In questa fase gli alimenti proibiti sono gli alimenti trasformati, i prodotti a base di farina bianca, la frutta dolce e gli alimenti con un alto indice glicemico in generale.

Durante il periodo di induzione di 14 giorni, il Dr. Agatston prevede una perdita di peso tra le 8 e le 13 libbre, con il grasso addominale che è il primo a scomparire. Nella seconda fase il dieter dovrebbe continuare a perdere da 1 a 2 libbre alla settimana fino a quando non viene superato con la reintroduzione dei carboidrati.

> ***Fortunato cacciatore!***

A Sugar Busters! I dieters tagliano lo zucchero per ridurre i grassi. Questa dieta è stata creata da un gruppo di medici e dal CEO di un'azienda di New Orleans

Fortune 500 che si è reso conto che gli alimenti a basso contenuto di grassi sono pieni di zucchero e che è lo zucchero negli alimenti che produce una risposta insulinica negativa e porta all'aumento di peso.

Essi sottolineano il piacere del buon cibo ed evitano alcuni alimenti vietati, come lo zucchero lavorato e i prodotti a base di cereali raffinati. Lo zucchero non è proibito, ma il consumo straordinario di zucchero dovrebbe essere significativamente ridotto, e i dieters dovrebbero iniziare a riconoscere i prodotti con zuccheri nascosti. Viene inoltre sottolineata la giusta combinazione di alimenti che aiuta a prevenire l'aumento di peso.

Questo piano elimina patate, mais, farina bianca, farina bianca, riso bianco, pane di farina raffinato, la maggior parte dei cereali freddi, barbabietole, carote, zucchero raffinato, sciroppo di mais, melassa, miele, cole zuccherate e birra.

Gli autori raccomandano anche di mangiare frutta da soli e di mangiare frutta intera il più possibile. Consentono tre pasti, due spuntini e un dessert senza zucchero, ma l'accento è posto sulla possibilità di controllare le porzioni di cibo, in modo simile a quello che si adatta comodamente a un piatto di dimensioni normali.

La dieta inizia con un piano dietetico di 14 giorni e comprende un pianificatore di pasti. Ai dieters si consiglia di mangiare carboidrati ad alto contenuto di fibre e basso contenuto di amido che hanno un indice glicemico più basso. Gli autori incoraggiano anche il consumo di carni magre e ben tagliate per le proteine. Si stima che si consumerà circa il 30 per cento di proteine, il 40 per cento di carboidrati, e il 30 per cento di oli monoinsaturi e altri grassi.

> ### *La Zona*

Creato dal Dr. Barry Sears, The Zone incoraggia il consumo equilibrato di carboidrati e proteine. Il dottor Sears suggerisce di dividere il piatto in tre sezioni, una per le proteine e due per frutta e verdura per pasto. Questo si traduce in 30% di proteine, 40% di carboidrati e 30% di grassi. Per ogni pasto, la porzione di proteine dovrebbe essere delle dimensioni del tuo pugno strettamente chiuso. La porzione di carboidrati dovrebbe avere le dimensioni di due pugni chiusi e la porzione di grasso aggiunto dovrebbe essere circa il volume del pollice.

La Zona si occupa di misurare e controllare le porzioni di cibo. Un altro strumento che si può usare per misurare il cibo nella Zona è il "blocco". Ad ogni adulto è permesso almeno 11 blocchi al giorno e la dimensione corretta della porzione di cibo influenzerà la quantità di cibo per volume che un dieter effettivamente consuma ogni giorno.

Questo piano non permette porzioni illimitate di proteine o di mangiare fino a quando non si è saziati. Una volta che le porzioni di cibo nella vostra Zona sono andate, il vostro cibo sarà pronto.

Le regole di base della Zona sono:

1. Mangiare un pasto di zona entro un'ora dal risveglio di ogni giorno.

2. Mangiare un pasto equilibrato dalla Zona ogni volta che si mangia (proteine, carboidrati, grassi).

3. Mangiare cinque volte al giorno, tre pasti, due spuntini.

4. Non andare mai più di cinque ore senza aver mangiato un pasto locale.

5. Mangiare più frutta e verdura e pane, pasta, cereali e amidi.

6. Bere 64 once di acqua al giorno.

7. Se si commette un errore ad un pasto, rendere il vostro prossimo pasto amichevole per la zona.

Anche se gli alimenti non sono proibiti nella dieta di zona, alcuni carboidrati sfavorevoli dovrebbero essere evitati o, se mangiati, non costituiscono più del 25 per cento di qualsiasi alimento o spuntino. I carboidrati sfavorevoli sono i soliti sospetti: farina bianca, patate, zucchero, riso bianco, succhi, bevande analcoliche, alcool, banane, uva, carote, mais e bevande a base di caffeina. Il dottor Sears ritiene che questi alimenti non solo aumentano la produzione di insulina, ma possono anche causare squilibri ormonali e infiammazione dei tessuti del corpo, portando a malattie e, in generale, a una cattiva salute.

La dieta della Zona comprende anche alimenti confezionati come barrette nutrizionali, bevande, prodotti da forno e integratori alimentari. Ma attenzione, la barra di nutrizione di zona contiene sciroppo di mais ad alto contenuto di fruttosio, ma secondo il sito web, è un tipo molto "di alta qualità" che ha un indice glicemico più lento rispetto al tipo comune, e la proteina nella barra aiuta a ritardare ulteriormente la risposta insulinica. Utilizzare con estrema cautela.

> ***Sottile per sempre***

Prima di iniziare ad esaltare le virtù dell'olio di noce macadamia australiano, il Dr. Fred Pescatore ha scritto il libro Thin For Good: The Only Low-Carbohydrate Diet That Will Finally Work for You. Questo piano esplora la connessione mente-corpo nella perdita di peso duratura e comprende piani per uomini e donne, così come un piano di dieta a basso contenuto di carboidrati per i vegetariani.

In Thin For Good, il Dr. Pescatore presenta "Gli undici livelli emotivi del cibo" che sono:

1 Rabbia: spesso ci si sente all'inizio di una nuova dieta, o noi stessi per ingrassare; ma questo è positivo perché è motivante.

2 Frustrazione: può essere il risultato di guardare al successo degli altri e confrontarlo con la nostra apparente mancanza di successo; ma attenzione - questa è un'emozione negativa e spesso quella che fa sì che le persone si arrendano.

3 Tristezza: strettamente legata all'autocommiserazione o al lutto per vecchi modi di vita e cibo.

4 Paura: questa emozione è spesso molto difficile da lasciare andare e di solito appare allo stesso tempo dei primi successi nella perdita di peso (posso mantenere questa dieta per il resto della mia vita?)

5 Comprensione: devi lavorare sulle prime 4 emozioni per arrivare a questo punto più positivo quando cominci a capire quali sono le tue cattive abitudini alimentari e accettarle.

6 Trepidazione: descritto come nervosismo, nervosismo e sospetto; il dubbio che può sorgere quando si iniziano a vedere i risultati della vostra dieta.

7 L'invidia: un'emozione dannosa che nasce rispetto agli altri.

8 Noia: questa emozione può uccidere una dieta; aggiungete una certa varietà ai vostri pasti secondo il vostro piano dietetico.

9 Sollievo: l'inizio delle emozioni positive da gustare 10 Gioia: viene dopo aver raggiunto risultati reali; cerca di non sabotarla con pensieri negativi.

11 Contenuto: l'emozione finale provata una volta che le persone realizzano i loro obiettivi di perdita di peso.

Insieme a vari esercizi per aiutarvi a lavorare attraverso le vostre emozioni, il Dr. Pescatore suggerisce ricette di cibi a basso contenuto di carboidrati che, dice, possono aiutarvi a sentirvi meglio nel gestire queste emozioni.

Egli suggerisce "Mind Over Calories" come concetto da abbracciare perché vi aiuterà a mantenere il peso per sempre. Egli rivela che questo concetto lo ha aiutato una volta che ha perso peso e lo ha aiutato a mantenerlo. La mente circa le calorie è circa l'addestramento voi stessi per non bramare zuccherato, cattivo assaggio cibi ricchi di carboidrati che rovinerà la vostra vita.

Comprende anche suggerimenti per integratori alimentari per uomini e donne, alimenti da evitare se si è in una dieta limitata da lieviti, hanno problemi ormonali o tiroidei, e più di 40 pagine di ricette.

Un ulteriore vantaggio è la piramide Thin For Good Food, che contiene proteine e grassi nell'organismo.

> ***Il piano di salvataggio e recupero a basso contenuto di carboidrati per 7 giorni***

Questo libro è stato scritto dai Dott. Rachel e Richard Heller ed è promosso come il libro per chiunque con un livello basso - dieta del carboidrato su tutto il programma che ha bisogno dell'aiuto che ottiene indietro sulla pista - ora.

Questo è il libro per la persona che ha lasciato che una vacanza, una vacanza o una cattiva scelta di cibo a spirale in una crisi o che sono scoraggiati perché hanno raggiunto un altopiano di perdita di peso indesiderata.

I medici offrono un programma di 7 giorni di pasto per aiutarvi a tornare alla normalità, così come consigli per limitare le vostre voglie di carboidrati, trattare con i sabotatori e identificare i carboidrati e gli zuccheri nascosti.

In primo luogo, gli Heller spiegano che le persone in sovrappeso e quelle con denti dolci sono fisiologicamente diverse dalle persone naturalmente magre e devono smettere di incolpare se stessi per i loro problemi di peso. Capire di cosa ha bisogno il tuo corpo - e cosa devi evitare - per perdere peso ti aiuterà solo a raggiungere i tuoi obiettivi prima.

Il piano dietetico di 7 giorni che propongono aiuta a riequilibrare i livelli di insulina, a ridurre le voglie e a rimettere il corpo in modalità di bruciare i grassi. Una volta che questo è fatto, potete rinviare al vostro livello basso - programma del carboidrato con le nuove comprensioni su come evitare i pericoli più comuni. Ci sono 7 passi, che vengono aggiunti uno al giorno. Lo sono:

1. Aggiunga un livello basso - proteina del carb ad ogni pasto e spuntino
2. Aggiungete verdure e/o insalate a pranzo, cena e spuntini.
3. Includa una buona parte del livello basso - proteina del

carboidrato, verdure e/o insalate in relazione all'alto - alimenti del carboidrato che potete mangiare.

4. Mangiare tutto il vostro livello basso - proteine del carboidrato, verdure e insalate prima di mangiare il vostro alto - pasto del carboidrato.

5. Mangiare solo snack a basso contenuto di carboidrati. Conservare i cibi ricchi di carboidrati per i pasti.

6. Mangiare solo cibi a basso contenuto di carboidrati in tutti gli spuntini e in un pasto.

7. Mangiare solo cibi a basso contenuto di carboidrati a tutti gli spuntini e a due pasti.

Dopo avere completato con successo questi punti per 7 giorni, potete rinviare al livello basso - programma del carboidrato della vostra scelta. Essi suggeriscono anche di evitare i sostituti dello zucchero come quelli che si trovano nella dieta: code per aiutarvi a rimanere sul vostro piano dietetico.

In più, tutto con il soddisfare basso del carboidrato è consigliato mangiare verso i carboidrati nei loro pasti. In questo modo vengono prima riempite con proteine e i carboidrati di amido più bassi. Infine, si può mangiare il più alto contenuto di amido e carboidrati nel piatto. Questo vi aiuterà a riempire e mangiare meno degli alimenti che possono causare problemi. Inoltre, una volta che gli alimenti ricchi di carboidrati raggiungono il vostro corpo, saranno così occupati a scomporre le proteine e le fibre che avete mangiato che digerirete più lentamente i cattivi carboidrati che avete consumato.

➢ *Vivere con un basso apporto di carboidrati*

Scritto da Fran McCullough, autore di The Low-Carb Cookbook, il lungo sottotitolo di questo libro promette di insegnare "tutto quello che i dieters devono sapere per ottenere un successo duraturo, tra cui: strategie per controllare il binge drinking e le voglie, affrontare l'improvviso aumento di peso e segrete armi metaboliche.

Questo libro è un supplemento al livello basso - dieta del carboidrato della vostra scelta ed è inteso per dargli le punte ed i trucchi per rendere la strada al livello basso - successo del carboidrato più regolare e molto meno collinoso.

Questo volume contiene fonti di basso - il pane del carb ed altri prodotti e come fare le verdure hanno lo stesso sapore della pasta. Ci sono anche consigli per vari utensili da cucina che possono rendere la vita più facile e suggerimenti per la conservazione di una dispensa a basso contenuto di carboidrati.

McCullough offre anche suggerimenti per un basso consumo di carboidrati in uno stile di vita molto attivo. Per esempio, ci sono consigli per il campeggio o il backpacking in Europa. Ci sono inoltre suggerimenti per la gestione dei vostri bisogni del carboidrato con i bassi - sostituti del carboidrato.

Ad esempio, dare una ricetta semplice per una pizza senza crosta e buccia di patate. C'è anche il suggerimento di un sostituto gelato che incorpora latticini e frutta.

Anche se McCullough esamina molti dei concetti di base del livello basso - dieta del carboidrato all'inizio di questo libro, pricipalmente dà le punte, i trucchi e le ricette. Non cercare qui le basi della dieta.

Consigli pratici per il successo

La dieta non è facile. Se lo fosse, probabilmente saremmo tutti magri. Dal momento che non lo siamo, ecco alcuni suggerimenti che le persone di successo utilizzano per perdere peso in modo che gli altri possono beneficiare pure.

• *Consigli pratici: BEVANDA 8-10 VASI D'ACQUA AL GIORNO*

Ok, per molte persone questo e' un grosso problema. L'acqua non ha un sapore così buono in generale perché l'acqua non ha un "sapore" come niente. Bere acqua da 8 a 10 volte al giorno è più facile, più lo si fa. Si tratta semplicemente di condizionare le vostre papille gustative, e voi stessi, per renderlo più facile da fare.

Una volta iniziato, comincerai a desiderare l'acqua.

Per iniziare, si dovrebbe bere un bicchiere d'acqua la mattina presto, prima di mangiare. Questo è probabilmente il bicchiere più facile da bere tutto il giorno e vi aiuterà a ricordare di bere acqua tutto il giorno. Meglio ancora, perché non bere due bicchieri?

Se davvero non sopportate il gusto dell'acqua, provate ad usare un filtro o una brocca depuratore d'acqua. Potete anche aggiungere qualche goccia di limone o lime all'acqua, ma senza zucchero o dolcificante. Anche il ghiaccio aiuta.

Guarda anche le acque aromatizzate sul

mercato. Stai solo cercando additivi.

• *Consigli pratici:*
DESAYUNAR

Non saltare la colazione. Se hai bisogno di andare a letto un po' prima per alzarti 20 minuti prima ogni mattina, fallo! La colazione è molto importante per la vostra salute e il controllo del peso. Secondo la dottoressa Barbara Rolls, docente di nutrizione alla Penn State University, "Il tuo metabolismo rallenta mentre dormi, e non accelera fino a quando non mangi di nuovo.

Mangiare la prima colazione non solo è un bene per la perdita di peso complessiva, ma vi aiuterà a rimanere sulla strada giusta con la vostra dieta per il resto della giornata. Se si salta la colazione, è più probabile che siate attratti

da qualcosa di dolce e dal gruppo del
"pane".

È sempre possibile conservare un paio di
uova sode in frigorifero o un po' di frutta
ad alto contenuto di fibre e basso
contenuto di amido. Se avete intenzione di
mangiare frutta durante la giornata, la
colazione è il momento perfetto per farlo.

- ***Consigli pratici: Mangiare
almeno 3 pasti e 2
REFRIGERAZIONI ogni giorno.***

Questo può essere uno degli
aggiustamenti più difficili da apportare.
Dopotutto, sei impegnato! Hai gia' un
piatto intero. Quando hai il tempo di
preoccuparti di riempire il tuo piatto con
pasti più frequenti?

Proprio come la colazione aumenterà il tuo metabolismo, ti farà anche mangiare più spesso. Questo vi aiuterà anche a ridurre l'assunzione di cattivi carboidrati, assicurandovi che i vostri spuntini siano pianificati e si presentino regolarmente durante la giornata.

In realtà, ci vuole solo un investimento minimo di tempo di pianificazione al negozio di alimentari e a casa ogni mattina prima di partire ogni giorno per fare delle scelte alimentari sane e preparare degli snack e dei pasti sani. Per suggerimenti, consulta l'elenco di snack e antipasti qui sotto.

- ***Consigli pratici: EVITARE ALIMENTI BIANCHI***

Questo è un modo semplice per ricordare cosa non mangiare. Se è fatto di zucchero, farina, patate, riso o mais, basta dire di no. Ricordando questa regola empirica renderà più facile riconoscere queste torte di riso come uno spuntino malsano e ad alto contenuto di carboidrati.

Sempre alla ricerca di frutta e verdura colorata per sostituire quelle bianche. Acquista broccoli, lattuga, peperoni, fagiolini e piselli, riso integrale con moderazione, verdure a foglia verde come cavolo e spinaci, mele, meloni, arance e uva.

Questi alimenti non sono solo colorati, ma anche ricchi di fibre, nutrienti e importanti antiossidanti. Mangiare frutta e verdura colorata aggiungerà varietà alla vostra dieta, così come ulteriori benefici per la salute.

- ***Consigli pratici: Mangiare le vostre verdure***

È così facile da usare una dieta a basso contenuto di carboidrati come scusa per una cattiva alimentazione. Resistete a questa tentazione. Se l'unica verdura che hai mangiato negli ultimi 5 anni è stata la patata, ora è un buon momento per iniziare a sperimentare con altre verdure. Questo è importante per la vostra salute generale e per evitare alcuni spiacevoli effetti collaterali di non avere abbastanza fibre nella vostra dieta.

Se ci provi abbastanza, troverai verdure che ti piacerà mangiare. Sperimentare con verdure grigliate e cuocere con vero burro per insaporire. È inoltre possibile cercare nuove ricette su Internet o nei libri di cucina.

Ricordate, se state mangiando solo 40 grammi di carboidrati al giorno o meno, due tazze di insalate verdi contengono solo circa 5 grammi di carboidrati. Non hai scuse per non mangiare le tue verdure.

- ***Consigli pratici: PREPARATE IL VOSTRO ALIMENTO COME POSSIBILE.***

Mentre sempre più ristoranti offrono piatti a basso contenuto di carboidrati, molti di loro non sono ancora la scelta migliore. Ci sono molte ricette per un veloce

e pasti facili che puoi prepararti a casa. Cercate di farlo il più spesso possibile.

Se cucini i tuoi cibi, sai esattamente qual è il contenuto e puoi controllare meglio lo zucchero nascosto e i cibi lavorati in un altro modo.

Un altro vantaggio è il risparmio sui costi a lungo termine. Anche se dovete andare al negozio di alimentari più spesso, risparmierete una quantità significativa per pasto invece di mangiare in ristoranti e fast food.

Sarà anche più facile mantenere la vostra dieta con le vostre selezioni di cibi freschi preferiti a portata di mano.

- ***Consigli pratici: INVEST IN UNA BUONA SET DI CELLE PER LA CONSERVAZIONE DEGLI ALIMENTI.***

Avere a portata di mano contenitori per la conservazione di alimenti di varie dimensioni renderà la pianificazione dei pasti e degli spuntini molto più semplice. Quando compri frutta secca, frutta e verdura alla rinfusa, puoi semplicemente prepararli, separarli e conservarli per un facile utilizzo successivo.

Ad esempio, è possibile pretagliare mele e snack per diversi giorni. Tagliarli, sciacquarli con succo d'ananas o di limone e riporli. Questo sarà uno spuntino facile e veloce per dopo.

Prepara il pranzo e portalo con te al lavoro. Meglio ancora, prepara il pranzo e due panini per il lavoro.

- ***Consigli pratici: Mangiare qualcosa di protetto in tutti gli alimenti e come tenda.***

Oltre a tutto ciò che è stato detto sopra, mangiare proteine aiuta a bruciare più calorie. Jeff Hample, Ph.D., R.D., un portavoce dell'American Dietetic Association dice: "Le proteine sono composte principalmente da aminoacidi, che sono più difficili da scomporre per il vostro corpo, così si bruciano più calorie per liberarsene.

Pensate: mangiare uno spuntino ricco di proteine può aiutarvi a perdere peso. Che ne dite di qualche fetta di tacchino o prosciutto o di un po' di formaggio tritato?

Mangiare proteine ti aiuterà anche a sentirti pieno, quindi è meno probabile che tu abbia bisogno di uno spuntino non sano.

- ***Consigli pratici: BERE UN VETRO D'ACQUA DOPO OGNI BOCADILLO.***

Questo vi aiuterà a bere da 8 a 10 bicchieri d'acqua al giorno, ma può avere anche altri benefici. Avete mai provato fame dopo aver mangiato una manciata o una porzione standard di noci? Prova a bere acqua più tardi. L'acqua ti aiuterà a sentirti pieno e a prevenire la sovracompiacimento.

Bere acqua dopo uno spuntino aiuta anche a togliere il sapore dalla bocca e può aiutare a frenare il desiderio di saperne di più.

- ***Consigli pratici: Mangiare lentamente E GIOCARE LENTO E GIOCARE Cibo***

Vi sentirete più pieni e soddisfatti se vi prendete il tempo di assaporare il vostro cibo e masticarlo più lentamente. Non abituatevi a mangiare in piedi o velocemente. Siediti e mastica.

Mangiare più lentamente ti aiuterà a goderti di più il cibo, a prestare attenzione a ciò che stai mangiando veramente, e ad avere un'idea migliore di quando è pieno.

- ***Consigli pratici: Mangiare i pasti più grandi prima e i più piccoli all'ultimo momento.***

Ti sentirai meglio e perderai peso più velocemente se fai una grande colazione e una cena più piccola. Si consiglia inoltre di mangiare la maggior parte dei carboidrati all'inizio della giornata, risparmiando

un'insalata e proteine della carne magra
per la cena.

Mangiare pasti più abbondanti durante
la parte della giornata in cui sei più attivo
ti aiuterà a sentirti pieno per tutta la
giornata e a contenere le voglie di spuntini
non salutari.

- **_Consigli pratici: CONSIDER SALMON OR HORSE MEAL FOR BREAKFAST._**

Sì, questo può sembrare strano, ma è
un modo di lavorare con gli acidi grassi
Omega-3 che fanno bene per voi e
aggiungono una certa varietà alla vostra
dieta quotidiana. Dopo qualche mese
potreste stancarvi di mangiare uova e
pancetta per la prima colazione. Sostituire
il pesce vi darà le proteine e gli oli di
pesce sani di cui avete bisogno.

Potete provare il salmone o lo sgombro sulle crocchette per un sostituto più sano della salsiccia. Oppure puoi mangiare il salmone freddo rimasto la mattina dopo con salsa all'aneto.

- **Consigli pratici:**
UTILIZZARE LECHUGA SHEETS IN LUOGO DI PANE

Questo consiglio può sembrare un po' strano all'inizio, ma se lo provi, probabilmente lo adorerai. Invece di mangiare pane e panini con i loro panini e hamburger, perché non provare le foglie di lattuga?

Si può fare un doppio cheeseburger con cipolle, sottaceti e pomodori avvolti in una foglia intera di lattuga. Oppure si possono

fare panini con lattuga invece di tortilla e
pane.

Questo vi aiuterà ad aumentare il vostro
buon apporto di carboidrati e fibre,
dandovi allo stesso tempo una maggiore
varietà nella vostra dieta.

• *Consigli pratici: Mangiare un dessert di frutta e verdura*

Ok, tutti noi vogliamo un piccolo dessert
a volte, ma come mai avete il vostro
dessert e la vostra dieta low-carb troppo?
Perché non provare il formaggio con fette
di frutta o bacche?

Meglio ancora, perché non provare la
crema ai frutti di bosco? Riesci a provare
anche gli ananas dolci o le fragole con
ricotta?

Le bacche sono dolci e ricche di fibre e nutrienti e i prodotti caseari sono ricchi di proteine. Se il vostro livello basso - il programma del carboidrato lo permette, questo è un'alternativa dolce e saporita ai dessert più zuccherini.

Un ulteriore vantaggio è che le proteine dei prodotti lattiero-caseari e la fibra della frutta fresca rendono questi dessert più completi.

- ***Consigli pratici: Frutta FRESCA SENZA ESPRESSO IL TUO Fruttato***

Il succo di frutta può essere molto allettante come sostituto delle bevande analcoliche, ma quanto è sano il succo di frutta? Se leggete le etichette, vi accorgerete presto che in molti dei succhi commerciali disponibili nel vostro supermercato locale c'è pochissimo succo di frutta.

Perché non saltare il succo e mangiare un pezzo di frutta fresca? Non solo la frutta fresca contiene meno zucchero del succo, la frutta fresca ha fibre che fanno bene a voi e vi aiuteranno a sentirvi più pieni per più tempo.

- ***Consigli pratici: ATTENZIONE DELLE SOSTITUZIONI ALIMENTARIE***

Quasi ogni giorno vengono sul mercato nuovi frullati e barrette sostitutive dei pasti. Questi frullati e bar si può dire che sono sani, ma quasi tutti, comprese le barrette Zone Perfect, contengono olio idrogenato e dolcificanti.

Quindi stai attento. I bar, in particolare, possono essere solo leggermente più sani di una barretta Snickers.

Occasionalmente, possono non essere così male per voi, ma come regola generale, probabilmente non si vuole indulgere in un frullato o una barra di sostituzione del pasto ogni giorno.

- ***Consigli pratici: SE SONO BUONO DI BUONO ESSERE VERSO, NON SARÀ PROBABILE.***

Ciambelle e muffin a basso contenuto di carboidrati? Potete trovare questi prodotti pre-confezionati con il livello basso - etichette del carboidrato al vostro deposito di drogheria della vicinanza ed a molti livelli bassi - depositi di lifestyle del carboidrato. Questo non significa che dovresti prendere l'abitudine di mangiarli.

Anche se le torte a basso contenuto di carboidrati possono essere allettanti, ricordate che contengono ancora tutti i soliti carboidrati sospetti: zucchero o un sostituto di zucchero e farina.

Possono essere più sani dei tipici muffin come trattamento occasionale, ma ricordate di seguire le punte di base per continuare a basso contenuto di carboidrati.

- ***Consigli pratici: SUPERMARKET***

È più facile da attaccare al vostro livello basso - stile di vita del carb se imparate il filo conduttore in tutti i disegni del deposito della drogheria: gli alimenti sani sono nei corridoi perimetrali.

Pensateci, quando andate al negozio di alimentari, tutte le cose sane, la frutta, la verdura, la carne e i latticini sono disposti intorno alle pareti dei negozi.

Raramente è necessario entrare nei corridoi centrali dei pochi negozi che immagazzinano burro e formaggio al centro, vicino ai cibi surgelati. Per la maggior parte di tutti gli alimenti che avete bisogno per il vostro livello basso - la dieta del carboidrato può essere trovata sul perimetro del deposito della drogheria.

Allenati per iniziare da un'estremità della corsia esterna e lavorare a modo tuo. Sarà molto più facile evitare le voglie di carboidrati e riempire il tuo carrello con articoli sani se lo fai.

- ***Consigli pratici: INVEST IN GOOD KITCHEN BOOKS***

Non sai cosa mangiare? Ha bisogno di varietà nella sua dieta? Cerca un libro di cucina. Naturalmente, non ogni ricetta in un cookbook è bassa - carb, ma sarete stupito a quanti basso - carb e basso - ricette del carb che potete trovare nel vostro cookbook standard di Betty Crocker.

I libri di cucina sono ottimi strumenti di riferimento che spesso contengono consigli pratici per acquistare tagli di carne e preparare carni, frutta e verdura in modi nuovi ed entusiasmanti.

In più, il nuovo livello basso - i cookbooks del carb sono sempre sul mercato. Quindi assicuratevi di sfruttare queste risorse per provare qualcosa di nuovo, diverso e delizioso.

• *Consigli pratici: PRENDETE UNA BUONA MULTIVITAMINICA*

Non riusciamo sempre a sistemare le cose. Anche il più coscienzioso frullatore di alimenti può perdere nella sua dieta alcune vitamine, minerali e oligoelementi sani. Per essere sicuri di avere tutto ciò di cui avete bisogno, prendete in considerazione l'assunzione di un buon multivitaminico.

Consultare il proprio medico prima di raccomandazioni e si dovrebbe essere testato per l'anemia per vedere se avete bisogno di una vitamina con ferro. Tuttavia, più a lungo si mangia a basso contenuto di carboidrati e più carne rossa si mangia, meno anemia sarà un problema e si sarà in grado di assumere vitamine con meno ferro.

Il tuo successo dipende interamente da te. Supponendo che tu sia un individuo sano, il tuo corpo farà la sua parte. Ricordisi appena di attaccare al livello basso - programma di dieta del carb che è di destra per voi ed aggiungere una certa varietà ai vostri pasti per aiutarli a rimanere allineare ai vostri obiettivi di perdita del peso e di salute.

Ricette e idee per i pasti

Una delle sfide del livello basso - le diete del carboidrato è che è spesso duro trovare le opzioni appetitose e poco costose dello spuntino. Questo è particolarmente vero se avete un budget limitato e non potete permettervi di acquistare alimenti speciali preconfezionati. Un altro ostacolo alla preparazione del livello basso - gli spuntini ed i pasti del carboidrato sta trovando gli ingredienti che sono appetitosi e non li lascerà annoiati dopo alcuni giorni.

Basso - i dieters del carboidrato devono essere creativi nelle loro scelte dell'alimento. E' facile concentrarsi su cibi che non sono ammessi. Troppo spesso, il cibo non consentito sembra essere il nostro obiettivo primario. Tuttavia, ci sono molte possibilità di fast food e snack davanti ai nostri occhi se li pensiamo in modo creativo.

Alcuni alimenti sono adatti sia per uno spuntino che come base per un pasto abbondante. Per esempio, pollo. La petto di pollo può essere grigliato e mangiato con diversi amido a basso contenuto di amido e verdure ad alta fibra per una cena nutriente. I petti di pollo a fette fredde possono essere anche un appetitoso spuntino da gara. Ecco alcune idee per pasti veloci e spuntini da asporto.

Assicurar che le vostre selezioni sono compatibili con il livello basso - il programma del carboidrato della vostra scelta e sono permessi nella vostra fase di programma. Godetevi questi alimenti da soli come spuntini o come parte di un piatto principale:

Aperitivi e spuntini

- ✓ UVA DA FORMAGGIO IN STRISCE DI MELE
- ✓ FRUTTA SECCA TONNO TONNO IN SCATOLA DI POLLO IN SCATOLA DI POLLO IN SCATOLA
- ✓ PROSCUITTO DI GAMBERI CON SALSA COCKTAIL
- ✓ ARANCE
- ✓ BASTONCINI DI SEDANO E BURRO DI ARACHIDI (SEMI DI SOIA) DI EDAMAME
- ✓ CECI HUMMUS
- ✓ UOVA SODE YOGURT MAGRO A BASSO CONTENUTO DI GRASSI
- ✓ SALSA DI MELE SENZA ZUCCHERO, LATTE MAGRO
- ✓ CAROTE TAGLIATE A FETTE DI TACCHINO E POMODORINI CILIEGIA

✓ CETRIOLO CON CONDIMENTO SENZA ZUCCHERO / PEPERONE CONGELATO A FETTE

✓ ARROSTO DI MANZO FRÍO

✓ SARDINE GUSCI DI MAIALE SARDINE OSTRICHE CECINA OSTRICHE PANCETTA A STRISCE

DIVERTIMENTO FRUTTO

✓ 1 ½ tazza di succo di fragola o fragole schiacciate

✓ ½ tazza di succo d'arancia

✓ ¼ di tazza di succo di pompelmo

✓ 1 cucchiaio di succo di limone

✓ 1½ tazza e mezzo di acqua in bottiglia (o di rubinetto)

✓ 1 libbra di uve bianche congelate (seminate)

Mescolare tutto il contenuto in una brocca grande, tranne l'uva. Utilizzare l'uva congelata come cubetti di ghiaccio; versare e servire.

GUSTOSO PIACERE DEL POMODORO

- ✓ 2 tazze di succo di pomodoro o di verdura 2 cucchiai di succo di limone
- ✓ 1 cucchiaino di salsa Worcestershire
- ✓ ½ cucchiaino di rafano
- ✓ Un paio di gocce della nostra salsa piccante preferita.

Vaschetta per cubetti di ghiaccio riempita d'acqua, cosparsa di gocce di succo di limone in ogni fessura per cubetti di ghiaccio.

Posizionare la vaschetta del cubetto di ghiaccio nel freezer per sistemarsi e preparare cubetti di ghiaccio al limone. Combinare tutti gli altri ingredienti in una brocca. Mescolare e servire su cubetti di ghiaccio al limone.

TRATTAMENTO CON GELATINA MONTATA

✓ 1 bustina di gelatina senza zucchero, la vostra varietà preferita
2/3 tazza di acqua bollente
✓ 2 tazze di cubetti di ghiaccio
✓ 1 ciotola surgelata montata, scongelata Noci preferite a piacere

Sciogliere la gelatina in acqua bollente. Versare nella ciotola di miscelazione. Aggiungere i cubetti di ghiaccio e mescolare fino a quando gli ingredienti si addensano. Rimuovere gli eventuali residui di ghiaccio.

Mescolare con la panna montata e mescolare energicamente fino ad ottenere un composto omogeneo. Servire con un cucchiaio sui piatti. Decorare con le vostre noci preferite in cima.

- ✓ ::Italian Subs Addicted:: []
- ✓ 1 cucchiaino di cannella
- ✓ ::Italian Subs Addicted:: []
- ✓ ¼ tazza di zucchero di canna
- ✓ PECANI DI GUSTIMENTO

Riscaldare il forno a 350 gradi. Pecan arrostite 10 minuti.

In una terrina, unire: cannella, zucchero di canna e margarina. Versare sulle noci arrostite. Mettere i dadi su una teglia da forno e cuocere in forno per 10 minuti su ogni lato, girando una volta.

FRITTATA DI FUNGHI E ASPARAGI

- ✓ 2 uova
- ✓ 2 cucchiai d'acqua
- ✓ 3 gambi di asparagi freschi, senza gambo.
- ✓ ¼ tazza di funghi bianchi tagliati a fette

✓ ¼ tazza di mozzarella magra tagliuzzata a pezzetti

Spruzzare piccole padelle con olio antiaderente e riscaldare a fuoco medio. Sbattere le uova e l'acqua leggermente (a mano è buona). Versare il composto di acqua e uova in padella.

Quando la parte superiore è soda, versare gli asparagi, i funghi e il formaggio nella metà della tortilla. Raddoppia l'altra metà. Servire.

BROCCOLI CON FORMAGGIO E AGLIO

✓ 1 libbra di fiori di broccoli 2 spicchi d'aglio, tritati

✓ 2 cucchiai di olio extra vergine di oliva

✓ ¼ tazza di formaggio fresco tritato (il tuo tipo preferito)

Vapore broccoli in 2 pollici di acqua per 2 minuti. Scarico. Scaldare l'olio d'oliva in una padella a fuoco medio, mescolando per coprire il fondo della padella. Aggiungere l'aglio e soffriggere fino a quando non sarà profumato (circa 1 minuto).

Aggiungere i broccoli e soffriggere per circa 4 minuti, mescolando spesso. Rimuovere la padella dal calore. Cospargere di formaggio con i broccoli. Una leggera scossa.

MANDORLE CON BURRO E FAGIOLINI

✓ 1 libbra di fagiolini 3 cucchiai di burro
✓ ½ tazza di mandorle tritate sale e pepe a piacere

Cuocere i fagiolini in poca acqua salata per circa 5 minuti. Scarico. In una padella, far soffriggere le mandorle nel burro per 2 minuti, mescolando frequentemente. Aggiungere i fagiolini e soffriggere per altri 2 minuti, mescolando frequentemente.

CAVOLFIORE CREMOSO

- ✓ 1 libbra di mazzo di cavolfiore
- ✓ ¼ tazza di formaggio grattugiato (parmigiano o il tuo preferito)
- ✓ ¼ tazza di panna montata 1 cucchiaio di burro morbido
- ✓ ¼ cucchiaino di sale
- ✓ 1/8 cucchiaino di pepe

Vaporizzare il cavolfiore in 2 pollici di acqua per circa 18 minuti o fino a quando non è tenero. Aggiungere acqua se necessario durante la cottura a vapore). Scarico.

In un frullatore o un robot da cucina,

purea di cavolfiore. Aggiungere altri ingredienti. Mescolare leggermente. Collocare su una piastra coperta e conservare in frigorifero. Può essere riscaldato a fuoco basso.

POLPETTE DI CARNE

- ✓ ½ libbra di maiale macinato 1 libbra di pollo macinato
- ✓ 1 cipolla piccola, tritata finemente 1 uovo
- ✓ 2 spicchi d'aglio, aglio tritato 2 cucchiai di aneto tritato
- ✓ 2 cucchiai di olio di canola
- ✓ sale e pepe a piacere
- ✓ Preriscaldare il forno a 375 gradi. In una ciotola, mescolare tutti gli ingredienti tranne l'olio.
- ✓ State bene insieme. Fare circa 12 polpette di carne con il composto.

Scaldare l'olio in padella a fuoco medio e rosolare le polpette. Trasferimento padella (o posto polpette di carne su teglia o teglia da forno) e cuocere in forno per 15 minuti o fino a completa cottura.

ELENCO DELLE GIOSTRE

- ✓ 1 libbra di carne di manzo macinata
- ✓ 2 cucchiai di cipolla tritata sale e pepe a piacere
- ✓ ½ cucchiaino d'aglio
- ✓ 1 tazza di pomodori schiacciati
- ✓ 3 cucchiai di zucchero di canna
- ✓ 1 cucchiaino di salsa Worcestershire
- ✓ a basso contenuto di carboidrati (o almeno tutto tranne che bianco!), panini o foglie di lattuga

Rosolare la carne e scolarla. Ridurre il fuoco al minimo. Aggiungere il resto degli ingredienti. Cuocere lentamente per circa

10 minuti e servire su panini interi di grano o multigrano o foglie di lattuga.

POLLO RIPIENO

- ✓ 4 petti di pollo disossati e senza pelle (divisi in due) Parmigiano Reggiano (da cospargere a piacere)
- ✓ 1 tazza e ½ tazza di funghi tritati 1 tazza di brodo di pollo
- ✓ 2 cucchiai di pepe rosso arrostito, tritato 1 cucchiaio di acqua
- ✓ 1 spicchio d'aglio tritato
- ✓ ¼ cucchiaino di maggiorana secca, tritato 1 cucchiaino di olio da cucina

Fare il ripieno combinando funghi, aglio, pepe e maggiorana in una padella spruzzata con spray di cottura senza grassi. Terminare quando i funghi sono teneri.

Fare un'apertura nei pezzi di pollo per creare una tasca. Riempire con il ripieno appena fatto e cospargere la tasca interna con il formaggio. (Se lo si desidera, chiudere con stuzzicadenti).

Pollo marrone su entrambi i lati in padella, cottura in olio. Aggiungere il brodo. Cuocere a fuoco medio-basso finché il pollo non è più rosa all'interno. Servire con il brodo versato sul pollo.

Conclusione

Voglio solo dirti una cosa:

Basta ricordare che tutto non accadrà durante la notte e che ci vorrà del tempo prima di vedere un cambiamento nella vostra vita in meglio.

Ora sì, vi auguro il meglio dei vostri risultati, e ricordate, tutto è pratico; la teoria senza azione non vi serve a nulla. Porta tutto quello che si impara nella vita reale.

Un grande abbraccio, il tuo amico, Jessy!

A proposito, quando si raggiungono i risultati a poco a poco, vi consiglio vivamente, se volete imparare molto di più sui metodi di perdere peso, vi consiglio vivamente, il mio libro, su "COME PERDERE 10 LIBRI DI PESO IN 10 GIORNI RAPIDAMENTE", è un libro che sono sicuro vi aiuterà molto sulla strada per "buona salute". Senza ulteriori indugi, si può trovare nel motore di ricerca di Amazon, come: "Come perdere 10 libbre di peso in 10 giorni in fretta" o cercando il mio nome, come: "Jessy M. Brown"..... Ancora una volta vi auguro di avere successo nei vostri risultati!